Pascale Aranzasti

Vivez en harmonie avec la nature en apprenant

Pascale Aranzasti

Vivez en harmonie avec la nature en apprenant

Le Langage Des Silencieux

Éditions Vie

Impressum / Mentions légales

Bibliografische Information der Deutschen Nationalbibliothek: Die Deutsche Nationalbibliothek verzeichnet diese Publikation in der Deutschen Nationalbibliografie; detaillierte bibliografische Daten sind im Internet über http://dnb.d-nb.de abrufbar.

Information bibliographique publiée par la Deutsche Nationalbibliothek: La Deutsche Nationalbibliothek inscrit cette publication à la Deutsche Nationalbibliografie; des données bibliographiques détaillées sont disponibles sur internet à l'adresse http://dnb.d-nb.de.

Coverbild / Photo de couverture: www.ingimage.com

Verlag / Editeur:
Éditions Vie
ist ein Imprint der / est une marque déposée de
OmniScriptum GmbH & Co. KG
Heinrich-Böcking-Str. 6-8, 66121 Saarbrücken, Deutschland / Allemagne
Email: info@editions-vie.com

Herstellung: siehe letzte Seite /
Impression: voir la dernière page
ISBN: 978-3-639-71693-1

VIVEZ EN HARMONIE AVEC LA NATURE
EN APPRENANT LE LANGAGE DES SILENCIEUX

PASCALE ARANZASTI

1

REMERCIEMENTS

Un chaleureux merci à ma terre d'accueil et d'adoption que j'affectionne particulièrement.

Ma perle sacrée de l'océan indien, l'Île de La Réunion.

Ma profonde gratitude à sa merveilleuse nature qui me révèle tous les jours ses vertus thérapeutiques, je lui dois cette immense force et cette belle vitalité.

Merci à ma famille de cœur qui m'entoure et m'accompagne sur ce nouveau chemin de vie. Une dédicace spéciale à mon amie Élisabeth avec qui je partage depuis bien longtemps cette aventure extraordinaire.

« J'honore ici et à jamais tous les éléments de la vie et toutes les personnes qui ont contribué à ma croissance intérieure et qui ont déposé en moi par leur attention les graines de l'équilibre et de la sérénité ».

La poésie et l'âme de la nature

Comme nous le disons souvent, la nature et les forêts ne parlent qu'aux poètes. Sachez qu'en chacun d'entre nous sommeille secrètement un de ces grands poètes.

Il est temps pour nous tous d'apprivoiser cette magnifique influence poétique. D'effleurer la douce idée de se laisser bercer par les vers et les rimes de nos gigantesques conteurs d'histoires.

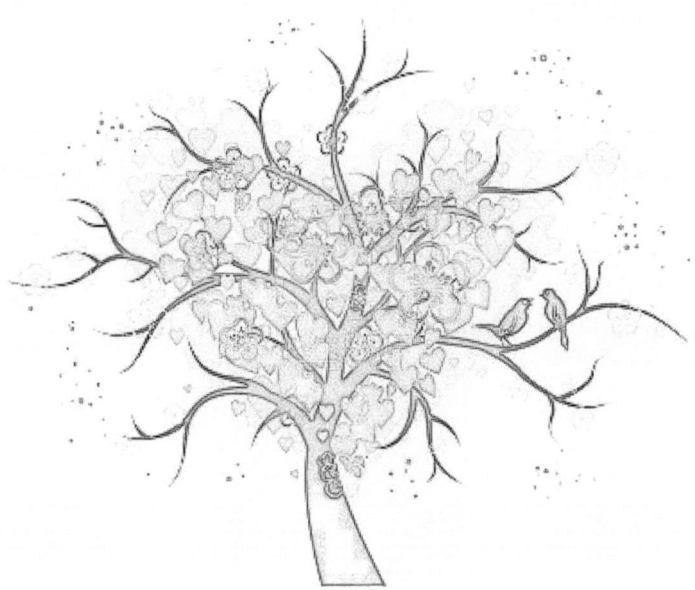

LES POETES ET LA NATURE

Sensation

Par les soirs bleus d'été, j'irai dans les sentiers,
Picoté par les blés, fouler l'herbe menue :
Rêveur, j'en sentirai la fraîcheur à mes pieds.
Je laisserai le vent baigner ma tête nue.

Je ne parlerai pas, je ne penserai rien :
Mais l'amour infini me montera dans l'âme,
Et j'irai loin, bien loin, comme un bohémien,
Par la Nature, — heureux comme avec une femme.

Arthur Rimbaud

Mars 1870.

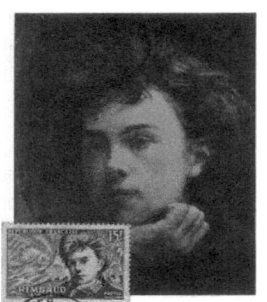

A un vieil arbre

Tu réveilles en moi des souvenirs confus.

Je t'ai vu, n'est-ce pas ? moins triste et moins modeste.
Ta tête sous l'orage avait un noble geste,

Et l'amour se cachait dans tes rameaux touffus.
D'autres, autour de toi, comme de riches fûts,
Poussaient leurs troncs noueux vers la voûte céleste.
Ils sont tombés, et rien de leur beauté ne reste ;
Et toi-même, aujourd'hui, sait-on ce que tu fus ?

O vieil arbre tremblant dans ton écorce grise !
Sens-tu couler encore une sève qui grise ?
Les oiseaux chantent-ils sur tes rameaux gercés ?

Moi, je suis un vieil arbre oublié dans la plaine,
Et, pour tromper l'ennui dont ma pauvre âme est pleine,
J'aime à me souvenir des nids que j'ai bercés.

Par Léon-Pamphile Le May   1837-1919

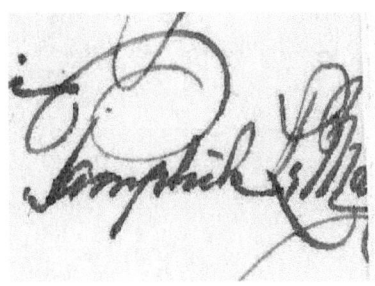

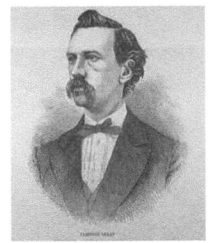

Le Dieu de la forêt

le vieux chêne laisse tomber un gland,
Il choit à ses pieds et prend racine ;
Du vieux chêne c'était l'ultime gland,
La sève a quitté l'arbre qui décline,
Le vieux chêne a fait son dernier enfant.

Un vigoureux petit chêne a poussé
Et son aïeul a fini dans mon âtre ;
Un beau chêne vers le ciel c'est hissé,
A son ombre vient reposer le pâtre,
Parfois le tronc du beau chêne va mousser.

Mon chêne c'est le Dieu de la forêt,
Il vivra bien trois fois centenaire !
Tes feuilles beau chêne couleur doré,
Parent l'automne de tons incendiaires,
Le Dieu des arbres, c'est mon chêne adoré.

Le vieux chêne laisse choir une branche,
Dénudant un peu plus sa ramure ;
Le vieux chêne ombre la brume blanche,
Le feuillage a fui sa parure,
Laissant nu le vieux chêne sans branche.

Par Jean Aranzasti - Poésie 2001

LE LANGAGE DES SILENCIEUX

« La nature est belle, généreuse et abondante, elle respire, elle vit, elle communique.
Nous devons l'apprivoiser, la préserver, la protéger. Parfois elle reprend ses droits,
elle est en colère, elle gronde, elle blesse.
Elle est également une formidable thérapeute, elle nous écoute, elle nous soigne, elle
nous apaise, elle nous nourrit. »

L'âme de la nature est la forêt, les dieux de la forêt sont les arbres, sachez qu'ils se
parlent, qu'ils s'adressent aux autres arbres de même espèce et d'autres espèces.
Ce ne sont pas les poètes qui le prétendent mais les scientifiques.

Cela vous paraît difficile à croire ? Que faites vous avec vos plantes et vos arbustes ?
Leur parlez-vous ? Je suis sure que vous prenez simplement du plaisir à les planter et
à les soigner tous les jours. Vos plantes sont-elles plus belles quand vous leur portez
toute votre attention ?

Quoi que vous fassiez pour votre merveilleux jardin, il s'agit d'une attitude naturelle.
Vous êtes en communion avec votre environnement immédiat. Avec ce guide et les
différentes étapes à parcourir, vous aurez l'immense chance d'apprendre ce langage,
de les entendre, de les comprendre et surtout de communiquer avec eux.
Vous comprendrez plus aisément la relation de l'être humain avec l'âme de la nature.

L'apprentissage du langage des silencieux favorisera une sacrement durable et un
« art thérapeutique » avec les plantes et les arbres. Il vous permettra également
d'acquérir une sérénité absolue, une belle vitalité et une bonne santé physique et
mentale.

Ainsi, vous allez communier avec votre environnement immédiat, vous intégrez ce langage dans votre quotidien avec douceur et légèreté.

Les plantes et les arbres qui vous entourent possèdent une véritable conscience de la terre.

Ils sont les précieux gardiens de notre mémoire et les majestueux conteurs d'histoires de l'humanité.

LES GENERALITES ET LES ETUDES SCIENTIFIQUES REALISEES

Avant d'apprendre le langage des silencieux, il est nécessaire d'aborder la partie scientifique, ainsi vous comprendrez mieux la physiologie du monde végétal.

Les « V.O.C. » est un terme scientifique, il s'agit tout simplement des molécules volatiles avec lesquelles les végétaux communiquent entre eux, avec les animaux et les êtres humains.

C'est une véritable découverte scientifique qui date seulement d'une trentaine d'années.

Vous devez savoir que les scientifiques sont au départ très perturbés par cette découverte et rejettent littéralement l'hypothèse initiale. Depuis cette hypothèse très dérangeante pour la plupart des « cérébrés », a été prouvé elle est expérimentée chez de nombreuses espèces.

Même s' il est encore difficile à croire pour certains, vous n'êtes pas sans savoir que toutes les matières qui nous entourent sont vivantes. Nos plantes sont vivantes, nos arbres sont vivants et ils se transmettent des messages à distance.

Il subsiste tout de même une nuance évidente, en effet le monde végétal n'utilise pas les mots mais des parfums puis une multitude de molécules volatiles qui s'entrelacent les unes aux autres pour composer un mot.

Comprendre et communiquer avec la nature, c'est avant tout prendre conscience que nous sommes nous même de véritables arborescences, qui avant d'avoir la capacité de penser avec notre tandem Corps/Cerveau, sommes en communication directe avec le monde pour notre arborescence.

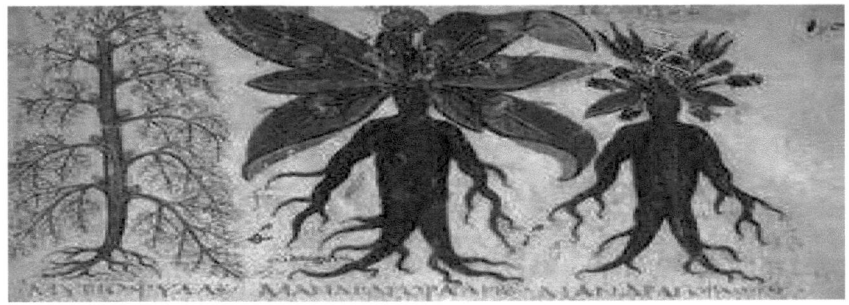

Notre arborescence échange avec le monde des molécules, nous avons tous plus ou moins côtoyé les programmes de science physique et de chimie.

Nous ne sommes certes pas de grands scientifiques, cependant nous avons compris que nous les êtres humains, émettons et captons des phéromones, celles ci nous permettent donc d'émettre et de recevoir <u>des messages inconscients</u> des autres êtres humains.

Ces molécules sont porteuses de différentes caractéristiques, elle règlent nos réactions et nos émotions.

Il en est ainsi pour le monde végétal. Les arbres par exemple ressentent comme les êtres humains, les agressions, les douleurs et les énergies puis les transmettent à leur tour.

Sentir les énergies des arbres et communiquer avec eux semble depuis peu enfin accessible aux « cérébrés réfractaires ».

Il est temps d'affirmer haut et fort que les plantes et les arbres sont des êtres vivants à part entière, ils ne possèdent certes pas de cerveau et de système nerveux, pourtant ils sont bien vivants !!

Les arbres et leur conscience de la terre

Les arbres sont dotés d'une forme de conscience de la terre. Les scientifiques minimisent cette féroce réalité, néanmoins des études ont prouvé qu'il s'agit davantage de <u>conscience physiologique</u>, écartant alors le pilotage d'un cerveau, on parle de <u>conscience intelligente</u>.

La véritable manière de communiquer avec le monde végétal est l'échange de molécules dans l'atmosphère.
Ces molécules jouent un rôle primordial dans la communication. Plus précisément, les arbres et le monde végétal communiquent entre eux à l'aide d'un gaz appelé l'Éthylène, les scientifiques décrivent une <u>physiologie végétale</u>.

L'Éthylène agit comme une véritable <u>hormone gazeuse</u> que l'on peut comparer à <u>un neurotransmetteur.</u>
Cette hormone secrétée par une plante agit également sur un autre organe de cette même plante ou sur les plantes voisines et ainsi de suite ...
« <u>La communication chimique au moyen d'un gaz est le mécanisme vital de régulation de la nature</u> »

Sachez que les plantes et les arbres en particulier peuvent transmettre des informations précises et complexes à leurs semblables ainsi qu'aux êtres humains.

A ce niveau, les spécialistes excluent la communication verbale et visuelle, ils parlent davantage de « <u>savants cocktails chimiques</u> ».

Un institut américain « HeartMath » a effectué de nombreuses expérimentations récemment. Elles démontrent que les arbres possèdent un système électrique et magnétique. C'est à dire un véritable système énergétique comparable à celui d'un être humain.

Notre cœur et notre cerveau jouent un rôle important dans le vécu émotionnel. Notre système énergétique guide nos émotions, chez le monde végétal, on distingue un circuit fait d'entrée et de sortie d'ions par les membranes.

Ces échanges d'énergies vitales ont lieu au sein de l'arbre. Comme l'être humain, les éléments de la nature puisent l'énergie universelle naturelle de la terre par les racines.
L'arbre est donc un énorme « système énergétique interconnecté », à la fois par voie électrique et par voie biochimique tout simplement.

Les arbres et les plantes perçoivent l'émotion humaine, plutôt osé me direz-vous !!
Des chercheurs de l'institut ont mené une expérience incroyable, en posant un galvanomètre sur l'écorce d'un arbre, afin de mesurer les courants électriques de faible intensité.

Un individu souffrant de troubles psychiques et de blessures physiques s'est ensuite appuyé contre cet arbre. Les chercheurs ont constaté quelques secondes plus tard un mouvement flagrant de l'aiguille du galvanomètre.
C'est une magnifique preuve que les arbres sont très proches de l'être humain.

Les mastodontes modifient leur magnétisme au contact des êtres humains, il est fondamental à ce stade de faire le lien avec notre propre système énergétique et d'établir les correspondances avec l'élément prédominant de la nature.
Il est précisé quelques lignes auparavant que le monde végétal est doté d'un grand

système énergétique. Ce système est interconnecté avec celui de l'être humain par le l'intermédiaire des corps subtils appelés aussi « les lignes énergétiques » et par nos sept principaux chakras.

Dans ce cas précis, l'élément prédominant de la nature est le bois.

Les correspondances et les échanges naturels avec l'être humain se font par le biais du corps éthérique et du 5ème chakras (Vishudda en Sanskrit – Gorge en Français).

Le corps éthérique est le corps de la vitalité, son enveloppe est faite d'énergie vitale. L'énergie du bois favorise la communication, l'évacuation de la colère et des conflits.

La nature et les arbres en particulier modifient leur magnétisme par réaction aux émotions et à l'état général de l'homme. C'est incroyablement beau, la communion de la nature avec l'être humain.

Nous ne pouvons plus rester insensibles au sort réservé à nos sublimes forêts, nous devons impérativement les considérer, les protéger et tenir nos promesses.

Aujourd'hui l'essentiel est que vous preniez conscience de ce merveilleux don, celui de communiquer avec les arbres qui vous entourent et surtout l'immense bonheur de les écouter et de les comprendre.

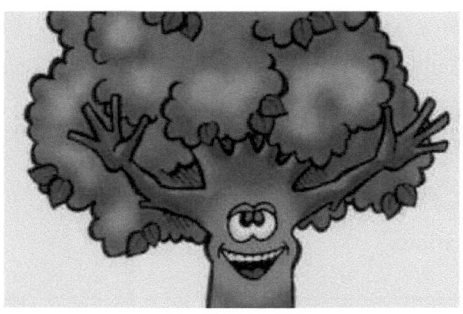

<u>APPRENDRE LE LANGAGE DES SILENCIEUX</u>

Converser avec la nature ou les arbres qui vous entourent, implique de votre part un réel engagement et le plus grand des respects.

Il est également nécessaire d'aller souvent à leur rencontre près de chez vous et de se mettre à leur rythme.

<u>Les cinq principales étapes</u> :

<u>La présentation respectueuse</u> :

Il est primordial d'aborder cette première étape avec la plus grande délicatesse.

Choisissez un lieu paisible : une jolie forêt, un parc, un jardin public à proximité de chez vous et de préférence tôt le matin.

Pour votre entrée dans le « Royaume » des silencieux, imprégniez-vous du paysage, des couleurs et des parfums.

Marchez quelques mètres entre les silencieux, RESPIREZ profondément plusieurs fois, ensuite CONCENTREZ-VOUS sur vos intentions.

Prenez votre temps, soyez attentif et vous sentirez au bout de quelques secondes déjà les arbres autour de vous, <u>vous ne ferez alors plus qu' UN.</u>

Cette étape est très importante, elle est considérée comme un véritable préliminaire.

C'est le début de la communion, vous devez être très calme et concentré.

Cette attitude sera votre formule de politesse, sachez que cette attention particulière se transmettra de racines en racines.

Notez vos premières sensations :

_____

_____

_____

_____

_____

_____

_____

_____

_____

_____

<u>Votre présentation et vos intentions</u> :

Après quelques minutes, vous verrez qu'un arbre précis vous attire, cela voudra dire qu'il réagit à votre formule de politesse et vous invite à vous approcher de lui.

Dans le monde végétal, les éléments sont ordonnés comme les êtres humains.

Certains arbres seront plus bavards que d'autres et d'autres géants plus prudents.

Faites confiance à vos ressentis ou votre instinct, vous serez automatiquement attiré par celui qui souhaitera faire connaissance avec vous.

Il s'agira à ce moment précis de votre premier contact avec un silencieux.

Apprendre à communiquer avec votre petit protégé nécessitera de décoder les molécules volatiles que vous ne verrez pas, néanmoins les systèmes énergétiques et électriques respectifs seront en interconnexion, faites alors confiance à vos ressentis vous pourrez enfin apprécier <u>sa présence rayonnante.</u>

(Ce fameux cocktail chimique et magnétique).

Notez ce que vous ressentez :

_____

_____

_____

_____

_____

_____

_____

_____

_____

_____

_____

_____

_____

_____

_____

_____

_____

Le premier contact physique :

Installez-vous près de lui, il est nécessaire de maintenir la concentration.

Vous pouvez faire le choix de vous asseoir contre lui ou bien de l'enlacer jusqu'à percevoir « sa symphonie», « son chant ».

Chaque arbre résonne, vibre et rayonne. Malgré la difficulté à entendre leur bourdonnement avec notre ouïe, les lignes énergétiques peuvent le ressentir en particulier le corps éthérique, vous l'avez déjà compris par la présence rayonnante.

Il est important de maintenir cette quiétude, laissez-vous bercer et cajoler par les sons, les couleurs et les parfums.

Décrivez vos ressentis et ce que vous entendez :

_____

_____

_____

_____

_____

_____

_____

_____

_____

_____

_____

_____

_____

_____

S'abandonner à son rayonnement :

Il s'agit à cette étape de se LAISSER ALLER, de LACHER PRISE de se LAISSER PRENDRE dans ses bras.

Il s'agit d'établir aussi une **fusion embrasée,** de lui transmettre vos émotions, de projeter votre passion, votre amour. Votre protégé va très vite ressentir votre magnétisme, vos émotions.

Notez les facilités ou bien les difficultés que vous rencontrez sur cette étape :

_____

_____

_____

_____

_____

_____

_____

_____

_____

Faire connaissance :

Cette cinquième étape est très importante car avant de se confier à lui il va vous falloir apprendre de lui. Qui est-il ? Quelle est sa position dans son environnement (parc, forêt, jardin). Si il est heureux de son sort ?
S'intéresser à lui tout simplement.

N'hésitez pas à lui poser des questions à voix haute de préférence, vous pouvez chuchoter, il saura que vous vous adressez à lui. C'est un exercice bien plus compliqué qu'il n'y paraît, alors solliciter son indulgence.

Dés à présent, je vous propose de préparer les questions ou les sujets que vous souhaitez aborder :

_____

_____

_____

_____

_____

_____

_____

_____

_____

_____

_____

_____

_____

Apprendre et comprendre le langage des silencieux, entendre et communiquer avec eux peut prendre parfois beaucoup de temps. *La patience est l'art d'espérer,* ne vous découragez surtout pas.

Apprivoiser un silencieux est tout aussi long que d'apprivoiser un petit oiseau blessé par l'homme.

N'espérez pas tout, TOUT DE SUITE !!

C'est un réel apprentissage, il est nécessaire d'acquérir de la patience pour être accepter.

Transmettez un maximum d'amour et de tendresse, ces deux éléments fondamentaux se situent au plus profond de vous.

La flore et plus particulièrement les arbres sont bien plus sensibles que l'on imagine. Allez régulièrement à leur rencontre, l'habitude rendra plus courtes les préliminaires et la communication se fera très vite.

Sachez que l'arbre est un être individuel et collectif à la fois comme les êtres humains.
Communiquez avec lui requière également une communication avec son environnement.

On conjugue toujours au pluriel comme de nombreuses communautés de notre société.
Chaque élément de la nature a conscience de « son sang », certains sont des éléments simples et d'autres sont des élites dans « Le règne végétal ».
Les discours, les échanges ou les ressentis possibles que vous aurez peuvent parfois diverger.
Avec certains, il sera nécessaire de les aborder de différentes manières et d'y mettre les formes, d'arrondir les angles.
Comme avec les êtres humains, écoutez à ces moments là vos ressentis, ils seront porteurs de leurs messages.

Cette page de note vous permet de préciser vos ressentis et le cas échéant d'analyser et de comprendre tous les messages des silencieux

COMMENT ACQUERIR UN AUTRE REGARD SUR LA NATURE ET CES ELEMENTS ?

La nature nous offre parfois des moments fabuleux. Lorsque les éléments se déchaînent nous sommes souvent fascinés.

Les grands poètes décrivent des moments féeriques où la terre et le monde végétal se font mutuellement l'amour dans des orages monstrueux.

Ils se mêle alors l'appel, le désir, la réponse, le partage, la jouissance et la plénitude retrouvée.

LES CORRESPONDANCES ANCESTRALES UNIVERSELLES

Les silencieux possèdent de véritables paraboles, vous l'avez bien compris, elles se déploient vers le ciel. Les forêts de la terre communiquent avec les autres forêts du monde.

Les hommes se servent des forêts comme amplificateur de signal ou une onde porteuse pour communiquer avec ses congénères.

LA NATURE EST UNE VERITABLE THERAPEUTE

Les arbres et les forêts permettent aux hommes de se soigner avec les feuiles, les graines et les racines médicinales.

Par leur présence rayonnante et l'interconnexion de nos systèmes énergétiques respectifs, les silencieux nous transmettent l'énergie universelle à travers les chakras et les corps subtils.

Cette énergie tellurique est source d'une bonne santé, d'une belle vitalité et plus largement favorise l'équilibre psychique des hommes modernes stressés ou malades nerveusement.

SYMBOLIQUES ET POUVOIRS DES DIFFERENTS ARBRES

D'après le grimoire magique.

- ## L'abricotier

Symbolique: Nourriture des Dieux, Passion, Sensualité.

Légende: Associé à la planète Vénus, il aurait le pouvoir d'éveiller la passion et le désir charnel.

En Andalousie, les femmes qui ont mis sous leurs jupes des fleurs et des feuilles d'abricotiers deviennent irrésistible.

Dans le langage floral: Sensualité et désirs passionnés.

Vertus médicinales: Il donne un excellent fruit, très tonique, et nombreux sont ceux qui lui doivent leur santé et leur longévité. Les peuples des montagnes d'Asie se nourrissent beaucoup d'abricots et les médecins se sont aperçu qu'ils détenaient le record de longévité humaine.

- ## L'acacia

Symbolique: Symbole de renaissance et d'immortalité pour les premiers chrétiens (arbuste au bois dur et imputrescible, fleurs couleur du sang et du lait, épines redoutables).

Les branches de l'acacia illustrent à la fois la mort et l'ancienne connaissance disparue que les Maîtres doivent retrouver.

Légende: La couronne du Christ était en Acacia, il est pour cela un symbole de victoire spirituelle.

La légende dit aussi que l'arche de Noé était en Acacia recouvert d'or.

Méditer sous cet arbre: Ainsi on peut s'adresser à un acacia et y puiser un renouveau de force et de courage lorsque l'on est confronté aux difficultés.

Dans le langage floral: Les fleurs d'acacia désignent l'amour platonique.

Vertus médicinales: L'acacia est aussi connu pour ses vertus toniques, diurétiques, et pour son effet contre les calculs biliaires.

- ■ **L'ajonc (arbuste)**

Symbolique: Il symbolise le renouveau, la promesse d'une nouvelle croissance, le délicat équilibre entre le jour et la nuit.

Légende: Au moyen-age les ajoncs repoussaient les sorcières qui les avaient en horreur car ils représentaient la clarté opposée aux ténèbres. C'est la raison pour laquelle les gens apeurés chassaient ces femmes redoutées en agitant des ajoncs au-dessus de leur tête, et en frappant le sol tout autour de leur maison ou de leur cabane lorsqu'ils vivaient en forêt.

Méditer sous cet arbre: Prés des ajoncs on peut méditer efficacement sur le passage de la nuit vers le jour, c'est-à-dire de l'espérance d'une illumination qui doit demeurer quoi qu'il arrive dans le cœur des hommes.

Vertus médicinales: L'ajonc est connu pour ses vertus émollientes et sédatives.

- ■ **L'amandier**

Symbolique: Symbole de fragilité (feuilles sensibles au gel tardif) et de renaissance printanière.Au début du printemps, l'amandier est le premier arbre qui fleurit, bien avant même d'avoir du feuillage.

Dans les textes bibliques, l'amandier est souvent auréolé de facultés bénéfiques.
Dans les chants des troubadours, la fleur d'amandier était subtilement associée à la pureté cathare.
Symboliquement, l'amande (le fruit) représente également la part divine de l'homme.

Légende: Chez les Grecs l'amande pressée était "la semence de Zeus" qui apportait la puissance magique et créatrice, la floraison précoce de l'amandier représentait la grâce exquise d'un amour virginal.(La légende disait que le fruit de cet arbre divin pouvait féconder une vierge sans union sexuelle).

<u>Autre légende</u> : Héra transforma Phyllis, princesse éplorée en amandier et quand son amant de retour embrassa le tronc ses larmes donnèrent les fleurs.. Au moyen-age encore la tradition colportait qu'une vierge qui s'endormait sous un amandier en rêvant à son fiancé pouvait se réveiller enceinte.

Méditer sous cet arbre: La méditation auprès d'un amandier apporte la capacité de s'ouvrir au monde extérieur sans crainte et de recevoir avec bonté et amour ce qu'il peut apporter.**Dans le langage floral:** Par contre, les fleurs de l'amandier désignent l'étourderie et les esprits superficiels.

Vertus médicinales: Très nombreuses: vermifuges, laxatives, calmantes, émollientes, diurétiques et purgatives. L'amandier permet aussi de lutter contre les affections pulmonaires, la coqueluche, l'insuffisance hépatique, la toux et les maux de gorge. Le lait ou l'huile d'amande douce est réputé pour tonifier et purifier l'épiderme, chasser les dartres , il apporte la beauté. (cosmétologie)

- **L'aubépine**

Légende: La légende lui attribue divers pouvoirs magiques:

- Détourner la foudre, éloigner les serpents, conserver la viande ou le lait.
 (C'est pourquoi elle était souvent plantée auprès des fermes et étables)

Vertus médicinales: C'est un excellent tonique du cœur et de la circulation sanguine.

- **Le bouleau**

Symbolique: Symbole de pureté, de douceur et de délicatesse (les chamanes de Sibérie grimpaient dans ses branches pour se rapprocher du Ciel). De nos jours, un bouleau dans un jardin apporte calme et sérénité par la couleur harmonieuse de ses feuilles toujours agitées par le vent.

Légende: Le bouleau était utilisé pour apaiser les agités et les aliénés que l'on fouettait avec ses branches.

C'est aussi dans l'espoir de chasser ce qui est néfaste, que l'on flagellait les condamnés du Moyen Âge avec ses branches.Puis les exorcistes l' utilisèrent ensuite en décoction, car ils assuraient qu'il faisait s'enfuir les démons.

Le bouleau était l'un des sept arbres sacrés du bosquet des druides. Parfois appelé "Arbre de la sagesse", symbole de connaissance druidique, on surnommait aussi le bouleau "Sceptre des maîtres d'école", parce qu'avec son bois on fabriquait les baguettes servant à punir les cancres.

Méditer sous cet arbre: Mieux accepter sa vie, assumer les changements, se réconcilier avec ce que l'on est, adoucir ses pensées. (Le bouleau aide à se réconcilier avec l'ego et à réconcilier le masculin et le féminin).
S'asseoir sous un bouleau, c'est pénétrer dans une atmosphère aimable et apaisante. C'est un rappel que la vie n'est pas seulement faite de luttes, mais peut être également douce et harmonieuse.

Dans le langage floral : Bienveillance vis à vis de soi et des autres.
Vertus médicinales: La médecine des plantes utilise ses feuilles, bourgeons et son écorce que l'on distille pour en extraire une huile essentielle.

Le bouleau est retenu comme antiseptique, dépuratif, cholérétique, cicatrisant, diurétique.

Au Moyen Âge on utilisait le bouleau pour soigner les plaies, les ulcères et les calculs rénaux.Propice aux reins et à la vessie.

On lui prête de nombreuses autres vertus thérapeutiques, d'autant qu'il vit en symbiose avec l'amanite mus caria ou amanite tue-mouches, champignon "magique" que l'on appelait aussi la nourriture des Dieux (et avec lequel les chamans se droguaient).

Il est encore cité pour combattre les œdèmes, la goutte et l'arthritisme, l'hypertension aussi bien que la cellulite et l'obésité, les éruptions cutanées et l'artériosclérose.

- **Le châtaignier**

Symbolique: C'est un symbole de vérité, de vigueur , de générosité et de justice. Parfois dure et sévère.

Légende: Importé en France par des moines d'Asie Mineur (Liban) qui en plantèrent dans les Cévennes puis en Bretagne, il sauva les populations de la famine.
À cause de ses feuilles dentelées en forme de lance, les Celtes l'ont comparé à un guerrier incorruptible, il symbolisait pour eux l'inflexibilité des lois célestes et terrestres, la justice des dieux et des hommes.

Méditer sous cet arbre: Pour trouver un équilibre dans ses pensées et ses actes et par conséquence dans la société.

Dans le langage floral: Les fleurs du châtaignier désignent la justice et l'équité.
Vertus médicinales: Le châtaignier est utilisé pour lutter contre l'anémie, la coqueluche, la toux, les diarrhées et les fièvres. On conseille les châtaignes comme minéralisant et tonique (favorable à la circulation sanguine).

- ## Le chêne

Symbolique: Source inépuisable de force et de générosité.

Symbole de majesté et attirant la foudre,c'est l'arbre sacré de la plupart des traditions. Pour les Grecs et les Celtes, le chêne représentait la force invincible et la longévité.

- Force généreuse et solidité.
- Communication entre le ciel et la Terre

Légende: Abraham reçut les révélations de Yahvé auprès d'un chêne.

Les Dryades (ou Nymphes du chêne) vivaient dans une forêt de chênes qu'elles protégeaient des emprises sacrilèges. Elles étaient aussi robustes que ces arbres dont elles épousaient la forme.

Parfois, l'une d'elles se mariait avec un humain, telle Eurydice qui épousa Orphée. A leur côté vivaient les Hamadryades qui demeuraient sous l'écorce du chêne qu'elles choisissaient comme résidence.

C'était un arbre oraculaire dans lequel les dieux parlaient, où les druides cueillaient le gui sacré et dans lequel Héraclès tailla sa massue invincible.

À Dodone, en Grèce, se tenait près d'un chêne un oracle qui dans le bruissement des feuilles décryptait les messages de Zeus.

Suprême honneur, Zeus transforma Philémon en chêne afin de le remercier de sa piété.

C'est aux branches d'un chêne que l'on suspendit la toison d'or.

C'est sous un chêne encore que Saint Louis, dans la forêt de Vincennes écoutait les doléances de ses sujets et rendait justice.

L'arbre lui communiquait sa sagesse.

Jeanne d'Arc, pendant sa jeunesse, écoutait les voix célestes qui se faisait entendre dans le chêne des fées qui trônait au centre du village de Domrémy.

27

Emblème de l'hospitalité pour les Celtes qui l'adoraient tels les Grecs comme le temple vivant où demeuraient les nymphes. C'est pourquoi les bûcherons devaient être prudents lorsqu'ils coupaient un chêne. Le chêne était l'un des sept arbres sacrés du bosquet des druides.

Méditer sous cet arbre: Caresser lentement l'écorce d'un chêne permet de recevoir son énergie qui pénètre lentement le corps par les marmas (chakras) des doigts.

Vertus médicinales: Usages médicinaux nombreux: Écorce astringente, hémostatique et antiseptique. Le chêne est reconnu pour ces vertus permettant de lutter contre les angines, durillons, hémorroïdes, plaies de toutes sortes, engelures, diarrhées, énurésie, leucorrhée, problème du tube digestif et tuberculose. Les glands étaient utilisés jadis en nourriture dans les temps de la disette.

LES ARBRES ET LA MYTHOLOGIE

Aubépine : Dédiée à Maïa, mère d'Hermès, fêtée en Mai (de "Maïa").

Aulne : Arbre des Morts (Dieu Cronos).

Bouleau : Les verges de bouleau ont été utilisées pour la flagellation et la « Purification " des condamnés ; elles entouraient la hache symbolique des licteurs romains.

Cerisier : Son nom vient de Cerasus, ville d'Asie mineure.

Châtaignier: La châtaigne était le "gland de Zeus".

Chêne : Arbre de Zeus-Jupiter, dieu du tonnerre. Couronnes de chêne pour les guerriers valeureux.

Cognassier: Son nom vient de La Canée (ville de Grèce). Son fruit est astringent.

Cyprès : Un chasseur nommé Cyparisse, ami d'Apollon, tua sa biche par erreur. De chagrin, il se métamorphosa en cyprès : dés lors, les cyprès veillent sur les morts. Ils sont consacrés à Hadès, dieu des morts. De leur bois, on faisait les cercueils des guerriers morts pour la Patrie. Le bois de cyprès, imputrescible, est utilisé en charpente de temples. La flèche d'Éros était aussi en cyprès. La tradition recommandait de planter un cyprès à la naissance d'une fille. À son mariage, l'arbre est abattu et exploité.

Épicéa : Dédié à Artémis, déesse de la Lune et de la vie sauvage, protectrice des femmes qu'elle assiste aux accouchements : l'épicéa est l'arbre de la naissance (tradition reprise avec l'arbre de Noël).

Érable : Dédié à Phobos, dieu de l'Épouvante.

Figuier : Arbre de Dionysos, Priape, dieu de la fécondité.

Frêne :   Arbre de Poséidon, dieu de la mer et des séismes.

Houx :   Arbre de la Vie, parce qu'il mûrit en hiver, mais ses baies sont très toxiques (elles contiennent de la théobromine).

Laurier :   Arbre d'Apollon. Le demi-dieu s'éprend de la nymphe Daphné, qui lui échappe en se transformant en laurier. Le nom grec du laurier est *daphné*. Aux Jeux pythiques, à Delphes (en souvenir du serpent Python qu'Apollon terrassa), les vainqueurs recevaient une couronne de laurier.

Myrte :   Arbre d'Aphrodite. Ses baies sont appréciées par les buveurs qui leur attribuent le pouvoir de retarder l'ivresse. Les Grecs craignaient que l'ivresse ne rendit fou à vie.

Olivier :   Arbre d'Athéna (qui remporta le concours sur Poséidon en offrant cet arbre à la ville d'Athènes) et symbole de chasteté. Héraclès en a planté à Olympie et utilisait une massue en olivier. Aux Jeux olympiques (à Olympie, donc), on décernait des couronne de branches d'olivier à défaut de médailles.

Orme :   Arbre d'Oneiros, dieu des songes et de la nuit, fils d'Hypnos, dieu du sommeil, lui-même frère de Thanatos, le trépas. Dédié également à Hermès. Les fruits ailés accompagnaient les âmes des défunts devant le juge suprême.

Pin :   Arbre de Poséidon (il pousse en bord de mer). La nymphe Pithys, convoitée par Pan, lui échappa en se métamorphosant en Pin noir. Aux Jeux isthmiques

(Corinthe), les vainqueurs reçoivent une couronne de pin. Son bois sert aux bateaux de commerce. De la résine, on extrait soit le calfat pour étancher les coques de bateaux, soit un additif qui conserve les vins tout en les aromatisant.

Peuplier blanc :
La nymphe Leuké, convoitée par Hadès, lui échappa en se métamorphosant en Peuplier blanc qui est devenu l'arbre de la résurrection.

Platane :
Associé à Gaîa (déesse mère de la Terre chez les Crétois et les Grecs) et à Tanit (déesse de la fertilité chez les Carthaginois), car sa feuille en forme de main est la manifestation de la présence divine.
symbole de la régénération (l'écorce se régénère, par plaques, comme la peau du serpent). Il servit à construire le cheval de Troie.

Pommier :
Arbre solaire (forme du fruit) ; fruit de l'immortalité ; Pomone est la déesse des fruits. Héraclès chercha des pommes au Jardin des Hespérides.

Saule :
Arbre dédié à Hécate, gardienne des Enfers.

Sureau :
Ses baies sont une nourriture des dieux.

Tilleul :
La nymphe Philyie conçut du père de Zeus un enfant monstrueux, et de honte se métamorphosa en tilleul.

A QUEL ARBRE CORRESPONDEZ-VOUS ?

Extrait du livre *À chacun son arbre*, de Robert Internoscia,

A l'aide de votre date de naissance, vous pouvez identifier l'espèce d'arbre qui vous correspond ainsi que ses composantes.

23 déc. au 01 janv. – Pommier	02 janv. au 11 janv. – Sapin	12 janv. au 24 janv. – Orme	25 janv. au 03 févr. – Cyprès	04 févr. au 8 févr. – Peuplier
09 févr. au 18 févr. – Cèdre	19 févr. au 28 févr. – Pin	01 mars au 10 mars – Saule pleureur	11 mars au 20 mars – Tilleul	21 mars – Chêne
22 mars au 31 mars – Noisetier	01 avr. au 10 avr. – Cormier	11 avr. au 20 avr. – Érable	21 avr. au 30 avr. – Noyer	01 mai au 14 mai – Peuplier
15 mai au 24 mai – Châtaignier	25 mai au 03 juin – Frêne	04 juin au 13 juin – Charme de la Caroline	14 juin au 23 juin – Figuier	24 juin – Bouleau
25 juin au 04 juill. – Pommier	05 juil. au 14 juil. – Sapin	15 juil. au 25 juil. – Orme	26 juil. au 04 août – Cyprès	05 août au 13 août – Peuplier
14 août au 23 août – Cèdre	24 août au 02 sept. – Pin	03 sept. au 12 sept. – Saule pleureur	13 sept. au 22 sept. – Tilleul	23 sept. – Olivier
24 sept. au 03 oct. –Noisetier	04 oct. au 13 oct. – Cormier	14 oct. au 23 oct. – Érable	24 oct. au 11 nov. – Noyer	12 nov. au 21 nov. – Châtaignier

22 nov. au 01 déc. – Frêne	02 déc. au 11 déc. – Charme de la Caroline	12 déc. au 21 déc. – Figuier	22 déc. – Hêtre	

BOULEAU (l'inspiration) – Enjoué, séduisant, élégant, amical, sans prétention, modeste, n'aime pas les excès, a en horreur la vulgarité, aime la vie dans la nature et le calme, n'est pas très passionné, regorge d'imagination, a peu d'ambition, créé une atmosphère calme et satisfaisante.

CÈDRE (la confiance) – D'une rare beauté, sait s'adapter, aime le luxe, jouit d'une bonne santé, loin d'être timide, a tendance à regarder les autres de haut, est sûr de lui, déterminé, impatient, aime impressionner les autres, a de nombreux talents, travailleur, d'un optimisme sain, attendra son seul vrai amour, capable de prendre des décisions rapidement.

CHARME DE LA CAROLINE (le bon goût) – D'une beauté affranchissante, fait attention à son apparence et à sa condition physique, fait preuve de bon goût, n'est pas égoïste, fait en sorte que sa vie soit aussi confortable que possible, mène une vie raisonnable et disciplinée, recherche la gentillesse et la reconnaissance chez un partenaire de vie, rêve d'amants exceptionnels, est quelquefois heureux de ses sentiments, a peu confiance dans la plupart des gens, n'est jamais certain de ses décisions, est très consciencieux.

CHATAIGNIER (l'honnêteté) – D'une beauté peu commune, ne veut pas impressionner, a un sens de la justice très développé, est intéressé, un diplomate, ne s'irrite pas facilement et est souvent blessé en société en raison de son manque d'estime de lui, quelquefois donne l'impression d'être supérieur, a l'impression de ne pas être compris, n'aime qu'une fois, peut avoir des difficultés à trouver un partenaire.

CHÊNE (le brave) – De nature robuste, courageux, fort, implacable, indépendant, raisonnable, n'aime pas le changement, aime garder les pieds sur terre, une personne d'action.

CORMIER (la délicatesse) – Plein de charme, enjoué, talentueux sans être égoïste, aime attirer l'attention, adore la vie, le mouvement, l'agitation et même les complications, est à la fois dépendant et indépendant, fait preuve de bon goût, est artistique, passionné, émotif, est de bonne compagnie, mais ne pardonne pas.

CYPRÈS (la fidélité) – Fort, musclée, adaptable, prend ce que la vie a à offrir, content, optimiste, a soif d'argent et de reconnaissance, déteste la solitude, amant passionné qui ne peut être satisfait, est fidèle, s'emporte facilement, est indiscipliné, pendant et négligent.

ÉRABLE (l'indépendance d'esprit) – Sort de l'ordinaire, débordant d'imagination et d'originalité, timide et réservé, ambitieux, fier, sûr de lui, désire ardemment vivre de nouvelles expériences, est quelquefois nerveux, possède plusieurs complexités, a une bonne mémoire, apprend facilement, a une vie amoureuse compliquée, désire impressionner.

FIGUIER (la sensibilité) – Très fort, un peu entêté, indépendant, ne tolère pas les contradictions ou les controverses, adore la vie, sa famille, les enfants et les animaux, un peu volage en société, a un bon sens de l'humour, aime l'oisiveté et la paresse, possède des talents et une intelligence pratiques.

FRÊNE (l'ambition) – Très séduisant, vif, impulsif, exigeant, ne se préoccupe pas des critiques, ambitieux, intelligent, talentueux, aime jouer avec le destin, peut être narcissique, très fiable et digne de confiance, amant fidèle et prudent, laisse quelquefois sa tête avoir le pas sur son cœur, mais prend le couple très au sérieux.

HÊTRE (le créatif) – Fait preuve de bon goût, s'inquiète de son apparence, matérialiste, démontre un bon sens de l'organisation en ce qui concerne sa vie et sa carrière, est économe, bon dirigeant, raisonnable, ne prend pas de risques inutiles, excellent compagnon de vie, se passionne pour tout ce qui permet de garder la forme(diètes, sports, etc.

ORME (la générosité) – De forme plaisante, porte des vêtements élégants, a des exigences modestes, a tendance à ne pas pardonner les erreurs, enjoué, aime mener mais n'aime pas obéir, partenaire fidèle, aime prendre des décisions pour les autres, généreux, a un bon sens de l'humour, est pratique.

NOISETIER (l'extraordinaire) – Charmant, peu exigeant, très compréhensif, sait comment faire bonne impression, ardent défenseur des causes sociales, populaire, d'humeur changeante, est un amant capricieux, honnête, un partenaire tolérant, possède un sens précis du jugement.

OLIVIER (la sagesse) – Aime le soleil, la chaleur et les doux sentiments, équilibré, évite les agressions et la violence, tolérant, enjoué, calme, possède un sens de la justice bien développé, sensible, empathique, n'éprouve pas de jalousie, aime lire et aime être entoure de gens sophistiqués.

NOYER (la passion) – Implacable, surprenant et plein de contrastes, souvent narcissique, peut démontrer de l'agressivité, est généreux, de vastes horizons s'ouvrent à lui, peut avoir des réactions inattendues, est spontané, fait preuve d'une ambition sans limite, aucune flexibilité, est un partenaire difficile et peu commun, n'est pas toujours aimé mais est souvent admiré, stratège hors pair, très jaloux et passionné, ne fait aucun compromis.

PEUPLIER (l'incertitude) – Très décoratif, n'a pas beaucoup confiance en lui, courageux seulement lorsque c'est nécessaire, a besoin d'être entouré de personnes plaisantes et de bonne volonté, très sélectif, souvent solitaire, peut éprouver une grande animosité, possède une nature artistique, est un organisateur, a un penchant pour la philosophie, fiable dans toutes les situations, le couple est très important pour lui.

PIN (le particulier) – Adore être entouré de gens agréables, très robuste, sait comment rendre la vie confortable, est très actif, naturel, un bon compagnon, rarement amical devient facilement amoureux, mais sa passion s'éteint vite, renonce facilement, tout est matière aux déceptions jusqu'à ce qu'il rencontre son idéal, est digne de confiance et pratique.

POMMIER (l'amour) – Frêle possède beaucoup de charme, a un bon pouvoir de séduction et d'attraction, a une aura plaisante, aime flirter, est aventureux, sensible, toujours en amour, veut aimer et être aimé, partenaire tendre et fidèle, est très généreux, a des talents scientifiques, ne vit que pour aujourd'hui, est un philosophe insouciant et imaginatif.

SAPIN (le mystérieux) – Fait preuve d'un goût extraordinaire, est digne, sophistiqué, adore tout ce qui est beau, est d'humeur changeante, entêté, a une tendance à l'égoïsme, mais est attentif aux personnes qui sont proches de lui, est plutôt modeste, très ambitieux, talentueux, travailleur, un amant insatisfait, a plusieurs amis, plusieurs ennemis, on peut compter sur lui.

SAULE PLEUREUR (la mélancolie) – Beau mais plein de mélancolie, séduisant, très empathique, aime tout ce qui est beau et de bon goût, aime voyager, est rêveur, agité, capricieux, honnête, peut être influencé mais il est facile à vivre, exigeant, bonne intuition, souffre en amour mais trouve quelquefois un partenaire qui lui sert de point d'ancrage.

TILLEUL (le doute) – Accepte calmement les leçons parfois difficiles que lui impose la vie, déteste la bagarre, le stress et le travail, n'aime pas la paresse et l'inaction, est doux et se laisse fléchir facilement, fait des sacrifices pour ses amis, a plusieurs talents mais n'a pas la ténacité nécessaire pour les développer, se plaint et gémit souvent, est très jaloux mais est aussi loyal.

UN PEU PLUS SUR LES ARBRES

Toutes les formes de vie sont composées des mêmes éléments de base. Donc, la forêt et les humains ne sont que des formes physiques différentes tout en étant complémentaires.

Comme les arbres, nous prenons vie avec une semence dans le ventre de notre mère, nous ne cessons de grandir et nous cherchons continuellement à atteindre de nouveaux horizons.

La capacité d'apprivoiser notre dualité est une richesse que nous offre la forêt.

La forêt nous offre plusieurs remèdes et tisanes :

· **Aubépine** : améliore la circulation sanguine et sert de tonique,

· **Noyer** : réduit les inflammations oculaires, sert de tonique et soulage l'eczéma,

· **Genévrier** : en infusion, diminue les dérangements gastriques, stimule la digestion et son huile en massage, contre les douleurs arthritiques,

· **Pommier** : coliques, infusion contre les douleurs rhumatismales,

· **Mûrier** : prendre les baies comme tonique, gargarisme contre les maux de gorges, décoction contre le rhume,

. **Saule blanc** : extrait liquide et en poudre contre les maux de tête...

La légende du mélèze

Le Mélèze représente pour moi une des plus belles histoires d'amour. Comme vous le savez, ils perdent leurs aiguilles l'hiver comme les feuillus. Savez-vous pourquoi ? Un bouleau me l'a raconté.

« Il y a déjà fort longtemps, au début de la forêt boréale, un mélèze s'est mis à grandir juste à côté d'un petit bouleau. Le mélèze demandait toujours qui était là, juste à ses côtés. Il était trop petit pour voir. Après deux étés, ils finirent par dépasser les herbes sauvages qui les entouraient. Ce fut le coup de foudre. Le mélèze était sans cesse charmé par le chant du vent dans les feuilles du petit bouleau.

Quelle joie il dégageait ! Ne pouvant parler évidemment, il sentait le réconfort de cette douce énergie vibratoire que le petit bouleau lui offrait tous les jours, lorsque leur ami le vent venait les saluer. Il le trouvait tellement gentil de ne pas lui couper la lumière du Soleil. Son tronc, blanc immaculé, reflétait cette douce lumière et ensemble, ils passaient la journée à se sentir tellement bien.

Un jour froid d'automne, le bouleau commença à devenir jaune, un jaune radieux comme peu d'autres espèces peuvent le faire. Le mélèze s'inquiéta tout de suite. Son ami bouleau est sûrement malade, pensa-t-il, il perd ses feuilles.

Il tenta de toutes ses forces de lui envoyer de la chaleur, des vibrations d'amour et d'amitié. Désespéré et tellement triste, le petit mélèze perdit toutes ses aiguilles, comme le bouleau. Depuis ces temps lointains, les mélèzes perdent leurs aiguilles. Alors, si vous plantez un bouleau, assurez-vous d'y placer un mélèze à proximité ».

À chacun son arbre, **de Robert Internoscia,**

L'ENRACINEMENT DES SILENCIEUX

Les racines du monde végétal

Les racines sont une richesse et ressource disponible en constante communication avec la terre. Ils sont les précieux gardiens de notre mémoire, celle de l'humanité toute entière.

Ils sont des grands philosophes et de véritables conteurs d'histoires du monde et des autres mondes. Ils ont énormément de confidences à nous faire et de nombreux secrets à nous dévoiler.

Voici l'extrait d'un témoignage touchant de *Serge Reiver Nazare publié en janvier 2011 – source internet http://www.aventureceleste.com/presentation-de-serge-reiver-nazarre.php.*

« Avant de vivre cette aventure de contacts avec des arbres, je ne pouvais concevoir que la chose fut possible. Nous savions, par expérience qu'une conscience planétaire comme Gaïa pouvait focaliser une petite partie de ses énergies et de sa conscience pour entrer en contact avec l'humain.

De même, nous savions que les autres règnes de la nature possédaient une conscience, mais nous n'avions pas fait le parallèle en ce qui concerne les dialogues possibles.

Nous allions apprendre comment des arbres guides pouvaient s'exprimer eux aussi avec une grande connaissance des choses et avec une grande sagesse.

Notre premier contact se déroula dans les Alpes Maritimes. Nous étions allés, « O » et moi-même, rencontrer des amis près de Tourrettes-sur-Loup et ils nous avaient conseillé d'aller visiter un chêne plus que centenaire sur les monts avoisinants.

L'endroit ressemblait à un bout du monde. Je tombai tout à coup en admiration devant un énorme chêne dont le diamètre devait avoisiner les quatre mètres. Je n'en avais jamais vu de si gros auparavant. Ses branches étaient impressionnantes et basses, et l'on pouvait aisément y grimper.

Je ne pensais pas du tout à un quelconque travail ce jour-là. Nous nous assîmes simplement le dos appuyé contre son tronc pour nous reposer et, la marche et la chaleur aidant je me mis à somnoler.

Soudain, une voix puissante et profonde, semblant remonter du fond des âges sortit des cordes vocales de mon épouse, et cela me fit sursauter. Heureusement, comme toujours, j'avais avec moi mon enregistreur prêt à fonctionner :

« Bonjour, ami humain ,

Ne sois pas surpris, je suis la conscience du chêne sur lequel tu es appuyé. J'ai senti la possibilité de pouvoir entrer en contact avec l'humain, et je n'ai pu résister au plaisir de le faire d'autant plus que cette possibilité reste rare avec les êtres humains.
Je suis ce que vous pourriez appeler un arbre guide. Mon travail consiste à équilibrer ce coin de la Nature.

Je veux te faire prendre, vous faire prendre conscience du rôle que vous aussi, humains, devez assumer envers cette Nature.
Vous devez vous occuper de la Nature. Elle a besoin de vous, elle a besoin que vous vous penchiez sur elle, que vous vous occupiez d'elle.

Elle a besoin que vous entriez en contact avec les éléments qui la composent.
L'homme, en s'incarnant sur le sol de Gaïa en avait fait la promesse, mais il ne le fait pas, ou presque pas.
Si vous laissez une partie de votre conscience fermée à Gaïa, vous ne pourrez pas

41

être vraiment équilibrés sur son sol.

Vous voulez évoluer rapidement mais vous ne vous responsabilisez pas au niveau du support de votre incarnation.

De plus, vous oubliez que votre corps fait également partie de cette Nature. Votre premier devoir est de vous occuper de lui. Savez-vous que, lors de la préparation d'un corps, de grandes énergies sont mises en action.

Vous êtes le dépositaire de cette création durant toute votre incarnation. Prenez donc conscience de l'importance de votre action auprès de votre corps et de la Nature tout entière.

Tu constates aujourd'hui qu'une conscience végétale peut focaliser une partie de ses énergies en un point pour communiquer avec l'homme. Pour que cela puisse se faire à une plus grande échelle, il est indispensable que l'homme se rapproche de nous.

Non seulement nous avons besoin de son concours pour la régénération et le développement de la Nature, mais aussi nous avons beaucoup de choses à lui dire, à lui apprendre à cet être humain.

Je pourrais vous raconter bien des histoires, car j'en ai vu défiler des êtres et des consciences. Cela pourra se faire ultérieurement, mais aujourd'hui il était important que vous compreniez que vous, en tant qu'entité individuelle, au sein du Cosmos et au sein de Gaïa. Vous ne pouvez pas évoluer si vous ne prenez pas conscience, si vous ne vous responsabilisez pas envers la Nature.

Ami, j'ai été heureux de pouvoir m'exprimer, de pouvoir partager avec toi ce moment.

A bientôt, je te laisse dans ton silence intérieur. Fonds-toi en Gaïa et prends conscience de la beauté de cette sphère. "

Je dois vous avouer que j'ai mis un certain temps pour me persuader que je n'avais pas été victime d'un fantasme ou d'un délire mystique. Voici donc que nous pouvions entrer en relation avec des végétaux. Je n'avais aucun élément pour prouver à mon mental que ce que j'avais vécu était du domaine de la réalité.

Oh, bien sûr, il y avait les contes de fées où tout est possible, et où tout être, quel qu'il soit, peut dialoguer avec n'importe quel élément de la vie. Mais c'était des contes. Et si les contes de fées étaient basés sur la réalité? Et si les fées existaient véritablement?
Et si la vie était plus simple, et en même temps plus complète que ce que nous croyons?

A l'époque je m'étais posé ces questions. Je ne m'en pose plus, car j'ai vécu, j'ai entendu, j'ai compris. Je me mets à la place de celui qui lira ces lignes sans en être préparé, et qui mettra ces lignes au rang des histoires extraordinaires.
Je le comprends car je suis passé par là moi aussi. Mais je vous affirme, par expérience, que ce qui existe vraiment dépasse l'imagination la plus fertile.

Au fait, savez-vous où l'imagination prend ses sources bien souvent?

Serge-Reiver-Nazare
Janvier 2011

Je souhaite vous conter un rêve extraordinaire que j'ai fait récemment pendant l'écriture de ce livre. L'aventure se passe au royaume des silencieux. J'étais accompagnée de mon complice, nos pas foulaient une vallée superbement colorée d'un vert saturé. Le ciel, d'un bleu éclatant, illuminait ce site fantasmagorique digne d'un film de science fiction.

Un sacré rêve

Le silence régnait en maître dans cette vallée perdue loin de tout, nous nous sentions vraiment seuls au monde, les nuages accrochés parfois les cimes des montagnes. Ces ombres dansaient autour de nous et s'agitaient pour nous frayer un chemin.

Au loin, un infime passage secret. Il nous attendait et je me souviens que mon cœur battait très fort, je sentais autour de nous un étrange phénomène magnétique. Au bout de quelques mètres nous entrions dans le royaume pourvu d'une végétation luxuriante, le soleil jouait avec les silencieux et le vent chuchoté un air de légende.

Nous étions attentifs à tout ce qu'il se passait autour de nous, au moindre indice , à la moindre trace mais sans vraiment savoir ce que nous cherchions !
Malgré un sentier parfois escarpé, les chants des oiseaux et le bruit des branches dans le vent nous allégeaient et nous faisions partie intégrante du paysage en totale harmonie avec cette prodigieuse nature.

Après une heure de marche, les branches des arbres commençaient à accrocher nos manches et nos cheveux, nous marchions les pieds nus comme des Robinsons et devant nous, planté fier et trapu, un immense platane.

Je décide de m'approcher de lui, il me confie alors qu'il est temps de partager les secrets de l'humanité, il me rappelle que nous sommes dans un lieu magique gorgé de légendes et de mystères, notre hôte me parle alors des pièces d'un puzzle qui s'assemblent avec l'histoire, notre histoire !

Il me présente Ashem, le premier être et ancêtre de l'humanité qui siège au pays des silencieux, il transmet les messages par les airs, aussitôt dit, un joli petit oiseau se pose sur une branche du trapu.

Mes yeux arrondis de stupéfaction, contemplaient le petit malicieux. Il me chanta que ce majestueux platane est associé à la Terre Mère GAÏA « Déesse Mère de la Terre » et que ses feuilles en forme de main sont la manifestation d'une présence suprême et sont le symbole de la régénération de la Terre. »

J'écoutais attentivement mon protégé sans vraiment comprendre ce qu'il me disait, cependant tout était tellement lumineux autour de nous que j'étais persuadée que ces paroles nourrissaient les âmes en peine et les cœurs brisés de notre vieux monde.

*Son récit s'affinait jusqu'à l'extrémité des racines, à la source de la « **Terre Sacrée Impérissable ».***
Sous nos pieds, un sol mouvant, l'empreinte de notre lit, notre berceau dessiné par nos maîtres les géants, ils sont le fruit des rondes incessantes des trois derniers règnes. L'humanité est composée de sept globes, de sept mondes et de sept races racines.

La ronde des règnes et des races racines me dit-il, donne naissance alors à de nombreuses mutations et croisements sur les sept différents mondes.
Cette évolution naturelle enseigne que nous les êtres humains précédons tous les mammifères y compris les **anthropoïdes** *dans le règne animal.*

(Primates évolués à morphologie proche de celle de l'homme. Les anthropoïdes sont les grands singes c'est-à-dire les hominoïdes y compris l'homme et leurs prédécesseurs).

45

*Il y a quatre millions d'années s'écoule alors l'évolution finale de la quatrième **Race Mère** sur le troisième continent « La Lémurie », qui en un million d'année nous offre la cinquième race, la notre.*

Mon conteur d'histoires étonnantes m'affirme également que nous sommes les riches héritiers des continents « Lémuro-Atlantéens ».

En effet, nous héritons des secrets et des messages des communautés recluses et cachées sous nos pieds. Sauvées par leur suprême conscience, elles se nourrissent d'énergie universelle.

Elles détiennent deux joyaux de l'humanité et seuls les cœurs purs en bénéficieront.

Sur cette terre sacrée impérissable, greffés à la base de la souche mère, les joyaux de l'humanité.

Waouh … Je ne pouvais rester insensible à de telles confidences et révélations, même si j'avais vraiment des difficultés à les interpréter.

*A mon réveil, j'ai pris le temps de noter tous les messages dont je me souvenais et après multiples recherches acharnées, **le véritable puzzle s'est assemblé !!** ».*

Extrait exclusif d'un sacré rêve, Pascale Aranzasti, juin 2014.

BIBLIOGRAPHIE

- Robert Paris :

  http://www.matierevolution.org/shttp://www.jardinmedicinal.fr/comment-les-arbres-sentent-ils-et-communiquent-ils/pip.php?article2006

- Robert Internoscia, À chacun son arbre http://www.editexte.com/a%20chacun%20son%20arbre.html

- Symbolique et divers pouvoirs des arbres : http://le-grimoire-de-sorcellerie.fr/arbres.html

- La mythologie et les arbres : http://www.lesarbres.fr/mythologie.php

- La poésie et la nature : Arthur Rimbaud, poésie manuscrite sensation et photos,

- Léon-Pamphile Le May, poésie à un vieil arbre, photos www.lexilogos.com, wikipédia

- Jean Aranzasti, poème original 2001, Le dieu de la forêt dedié au livre Vivez en harmonie avec la nature en pratiquant le langage des silencieux, Pascale Aranzasti.

- Serge Reiver-Nazare conférencier, thérapeute. 2011 Extrait témoignage expérience avec les arbres http://www.aventureceleste.com/presentation-de-serge-reiver-nazarre.php

- Un sacré rêve, extrait exclusif, juin 2014, Pascale Aranzasti, Références et recherches :

- - La Doctrine secrète, synthèse de la science et de la philosophie deux volumes 1888, œuvre majeure d'Helena Petrovna Blavatsky. *Cosmogenèse* et *Anthropogenèse*.

- Les Révélations du Grand Océan - Jules Herman (homme politique, scientifique et poète réunionnais) publié à titre posthume par les soins de sa veuve en 1927.

Tables des Matières

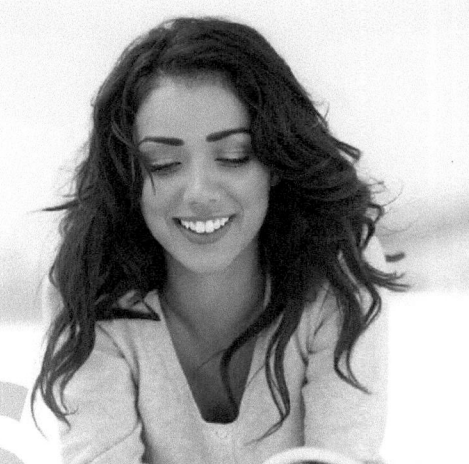
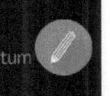

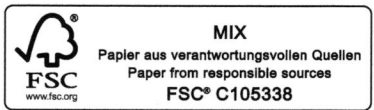
Printed by Books on Demand GmbH, Norderstedt / Germany